DE

L'ÉVENTRATION POST-OPÉRATOIRE

PAR

Le Docteur Louis LABBÉ

DE LA FACULTÉ DE MÉDECINE DE PARIS

PARIS

HENRY PAULIN ET C\ie, Éditeurs

21, RUE HAUTEFEUILLE (6e)

1907

DE

L'ÉVENTRATION POST-OPÉRATOIRE

DE
L'ÉVENTRATION POST-OPÉRATOIRE

PAR

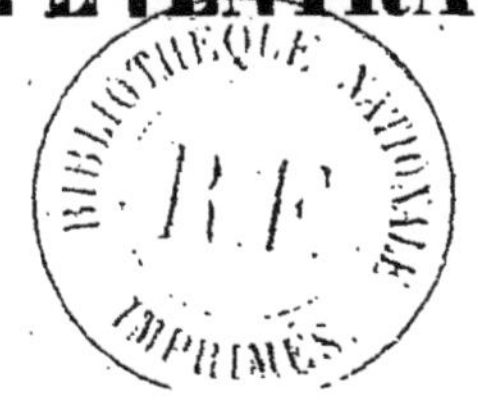

Le Docteur Louis LABBÉ
DE LA FACULTÉ DE MÉDECINE DE PARIS

<hr>

PARIS

HENRY PAULIN ET Cie, Éditeurs

21, RUE HAUTEFEUILLE (6e)

1907

INTRODUCTION

Dans le cours de nos études chirurgicales, nous avons été profondément intéressé par les opérations faites par nos maîtres sur la paroi abdominale avec une science, une habileté opératoire sans limites.

Notre attention a été particulièrement attirée sur les éventrations, qui à une époque bien peu éloignée étaient la conséquence fatale des opérations faites sur la paroi abdominale.

Avant les travaux de l'immortel Pasteur, avant la doctrine microbienne, la chirurgie abdominale était encore dans l'enfance, et la crainte de la péritonite rendait les chirurgiens hésitants, malgré toute leur science et leur habileté en dehors des cas d'urgence absolue et comme ressource ultime.

Mais la méthode est connue, l'infection peut être combattue et vaincue, les chirurgiens n'hésitent plus ; la laparotomie devient une opération usuelle ; et aussitôt la question de l'éventration post-opératoire attire l'attention, passionne, et donne lieu à de nombreux travaux, à des communications, à des discussions sur les différents procédés de la restauration de la paroi abdominale distendue et affaiblie : sur les meilleurs moyens d'éviter les récidives, sur les meilleurs moyens d'obtenir une cicatrice solide capable de résister aux plus violents efforts, sans s'affaiblir, sans céder.

En comparant les statistiques anciennes et nouvelles de l'éventration, on est malgré soi surpris des progrès faits en quelques années ; la perfection des procédés a fait obtenir des résultats inespérés ; l'éventration qui, jadis, était la suite naturelle de la laparotomie chez plus du tiers des opérés est aujourd'hui limité à 2 0/0. Ces excellents résultats sont obtenus par des moyens variables, mais peu différents, tendant tous à un même but, assurer une cicatrice rapide, solide, ne pouvant se déchirer.

Comment ne serait-on pas frappé de pareils résultats, lorsque comme nous, on a pu les voir, les étudier, les constater.

C'est pourquoi nous avons choisi l'éventration pour sujet de notre thèse inaugurale, tant pour faire connaître les résultats obtenus que pour payer un juste tribut de reconnaissance aux maîtres qui ont trouvé et nous ont enseigné des procédés aussi parfaits donnant de si éclatants résultats.

ÉVENTRATION

Sous le nom d'éventration, il faut comprendre avec la plupart des chirurgiens modernes, les hernies qui se font sur un point quelconque de la paroi abdominale où n'existe pas normalement d'orifice pouvant donner issue aux viscères, ni de surface de faible résistance pouvant les laisser passer sous l'influence de la pression exercée par eux sur cette surface.

L'éventration est une hernie de la paroi abdominale qui se différencie de la hernie proprement dite par les caractères suivants :

La hernie ordinaire est la sortie hors de l'abdomen d'une partie d'intestins ou d'épiploon par un orifice existant normalement dans la paroi. Elle est le plus souvent de dimensions moins étendues que l'éventration et possède un collet.

L'éventration est une hernie de vastes dimensions sans collet et à large orifice ; elle est due comme le dit si justement M. le professeur Legueu dans ses leçons de clinique chirurgicale à un véritable effondrement de la surface de la paroi abdominale amincie par une cause pathologique ou déchirée par un effort physique qui laisse passer un paquet intestinal.

La Torre définit ainsi, au Congrès de Genève, l'éventration : « Entre hernie et éventration il existe une différence de volume ; l'éventration est la sortie d'une partie de viscères ou de plusieurs viscères abdominaux à travers les bords des muscles droits à la suite de la distension de la cicatrice qui les réunissait ; ou par la déchirure de cette cicatrice ; ou encore par le point de réunion primitive des bords aponévrotiques. »

M. Labadie-Lagrave la définit ainsi : « A la suite de l aparotomie, on a vu après l'ablation des fils, la paroi se disjoindre sous l'influence d'un effort, et les intestins s'échapper à l'extérieur, causant une éventration. Les éventrations traumatiques doivent être réparées sur l'heure par la désinfection et la réduction des anses intestinales, la fermeture de la paroi et l'établissement d'un drainage de sûreté. En général ce n'est que plus tard que la cicatrice abdominale jusqu'alors solide et assez bien constituée se distend en tout ou en partie et se soulève ; et dans le soulèvement ainsi formé, les anses intestinales ou l'épiploon s'engagent, constituant une variété de hernie dite éventration post-opératoire. »

Le *Dictionnaire de Jaccoud* définit ainsi l'éventration : « Éventration synonyme de hernie ventrale, est une hernie qui survient sur les parois abdominales antérieures et latérales dans d'autres points que la ligne blanche et les anneaux naturels à travers un écartement spontané ou traumatique des fibres musculo-aponévrotiques de ces parois. Certains auteurs modernes prétendent qu'il peut y avoir éventration sans hernie ; mais en général par éventration, il faut entendre « un orifice anormal ou accidentel existant dans la paroi abdominale, antéro-abdominale, en d'autres points que la ligne blanche et les anneaux naturels. Cet orifice est dû à l'écartement spontané ou trauma-que des fibres musculo-aponévrotiques de la paroi. Il constitue une porte toujours ouverte pour la sortie des viscères qui peut être soit intermittente, c'est-à-dire se faire seulement sous l'influence des efforts, soit constante et former alors une hernie ventrale. »

HISTORIQUE

L'éventration spontanée survenant sans intervention chirurgicale antérieure n'avait pas échappée à la sagacité des médecins de l'antiquité. Hippocrate, Gallien, Celse l'ont observée et dès le xvii° siècle, le chirurgien hollandais Bardette définit ainsi l'éventration : « Hernia supra umbilicum rarissima est; infra eum, atque at-latere, non solum sœpius observavi, verum et pro abcessu habitam vidi; ideo quod locus herniæ consuetus hic non esset. »

En 1714 Littré, dans un mémoire à l'Académie des sciences sur une hernie rare, parle d'une femme à hernie ventrale sus-ombilicale du côté gauche de la ligne médiane, occasionnée par un coup que la malade avait reçu sur cette partie deux ans auparavant.

En 1838, Dionis, *dans son cours d'opérations* de chirurgie, dit que la cause des hernies ventrales est une rupture qui se fait au péritoine, rupture due à un effort très rude, à un abcès ou à une plaie qui ayant été mal cicatrisée laisse le péritoine sujet à se rouvrir.

En 1840, J. L. Petit dans son *Traité des maladies chirurgicales*, tome II, décrit et la hernie ventrale spontanée et la hernie ventrale traumatique.

En 1843, Garangeot dans un mémoire à « l'Académie royale de chirurgie » sur plusieurs cas de hernie, rapporte l'observation d'une femme qui avait une hernie de l'estomac au côté gauche du cartilage xyphoïde, hernie survenue à la suite d'un effort violent. « Les hernies ventrales, dit-il, n'ont guère lieu que lorsqu'il est arrivé quelque plaie ou quelque abcès ayant percé les muscles, ou lorsque les muscles ont souffert quelque grande distension causée soit par une grossesse ou par l'hydropisie ascite. Dans ces circonstances les fibres charnues se séparent et laissent quelque intervalle par lequel les parties flottantes du ventre s'échappent ; le péritoine qui s'allonge facilement sort avec ces parties et forme un sac. Les hernies occasionnées par des plaies ou un abcès lorsque le péritoine a été percé et a manqué de se réunir sont des hernies sans sac. »

En 1746, La Chausse dans une dissertation intitulée : *De hernia ventrali*, décrit des hernies ventrales traumatiques suite de plaies, des hernies ventrales spontanées qu'il attribue à la faiblesse des fibres musculaires malades. Il dit avoir observé une hernie siégeant dans l'hypocondre droit. C'était le premier travail spécial sur les hernies ventrales.

En 1778, Pipelet le Jeune, dans un « mémoire à l'Académie de chirurgie » rapporte l'observation d'une jeune fille présentant une hernie de l'estomac à la suite d'une blessure qu'elle s'était faite en tombant sur les degrés de l'escalier.

En 1804, Astley Cooper, illustre chirurgien anglais, qui, dans son *Traité des hernies,* fait une étude complète des hernies ventrales, dit que la hernie ventrale traumatique peut survenir en tous les points de la paroi abdominale ; mais il signale comme lieu d'élection des hernies ventrales spontanées, la ligne semi-lunaire de Spiegel où se trouve des orifices vasculaires qui peuvent être trop grands et donner une issue facile aux viscères.

En 1822, Boyer, dans son *Traité des maladies chirurgicales.* consacre plusieurs pages à la description des éventrations.

En 1845, Fournier de Lempdes, dans sa thèse inaugurale, cite l'observation d'un soldat de l'Empire qui présentait une éventation sus-ombilicale à la suite d'un coup de sabre reçu à la bataille d'Austerlitz.

En 1849, Cruveilhier, dans son *Traité d'anatomie pathologique,* relate l'observation d'un homme de 70 ans à hernie ventrale traumatique située dans le neuvième espace intercostal à la suite d'un coup d'épée.

Plus tard des auteurs modernes, Velpeau, Malgaigne, Nélaton, Gosselin, Vidal de Cassis, consacrent dans leurs ouvrages quelques pages aux éventrations.

L'histoire des éventrations a été éclairée de la plus vive lumière par les recherches de Duplay, de Mollière de Lyon, de Macroky, par les thèses de Régnier et de Fenaud, par les travaux de J. Macready publiés dans « *The Lancet* 1890, tome II, et intitulés « On the rarer forms of ventral Hernia. » Enfin dans ces dernières années, par les travaux de Duret de Lille, de Goullióud de Lyon et de quelques auteurs anglais et allemands : Neve, Garstang, Kusmin, etc.

Dans notre étude nous ne devons parler que de l'éventration suivant de près ou à longue échéance les interventions chirurgicales. Wertheimer a traité cette question en 1888, dans sa thèse inaugurale. A la même époque, l'Américain Gill Wylie a rapporté une observation d'éventration post-opératoire avec commentaires détaillés dans *l'American Journal of Obstetric*.

En 1892, Hanks met la question à l'ordre du jour à l' « Américan Association ».

En 1888, au Congrès de chirurgie, notre maître M. le professeur Pozzi, fit connaître que la suture par étage contribuait dans de larges proportions à la diminution des éventrations.

C'est en 1893, qu'au Congrès de l'Association des Chirurgiens du Nord, à Copenhague, on discuta pour la première fois la valeur des différentes sutures dans la laparotomie.

Enfin, en 1896, au Congrès international gynécologique de Genève, les rapports de Grauville, de Botock (de Londres) et de La Torre (de Rome) font connaître les résultats de leur enquête sur les divers modes de sutures de l'abdomen et sur celui qui offre le plus de chances d'éviter les abcès, les hernies, et les éventrations consécutives.

Depuis cette époque ont paru des thèses dues à

Chanteux, Cochot, Tournemelle, La Renaudière de Vaux, Chardin, qui renferment de nombreuses observations de cas d'éventration, et qui préconisent les divers moyens d'intervention.

En principe, l'éventration post-opératoire fait admettre naturellement une plaie antérieure, et, par conséquent, une cicatrice résultat d'une opération antérieure.

Dans l'enveloppe de l'éventration on ne trouve pas les éléments normaux de la paroi, puisque, par éventration post-opératoire, il faut entendre seulement l'éventration ayant lieu après une opération, à l'exclusion de l'éventration accidentelle due à la rupture d'une suture sous l'influence de la pression des viscères poussant à l'extérieur le contenu de la cavité abdominale par suite d'un effort.

L'éventration post-opératoire est une conséquence d'une opération faite sur la paroi abdominale ; elle est surtout à craindre quand l'opération faite a nécessité le drainage et que la suppuration s'est plus longtemps prolongée. La plaie latérale de l'opération de l'appendicite y prédispose, comme la plaie médiane de la salpingectomie, parce que, si la suppuration se prolonge, la fistulation qui maintient les muscles séparés rend la cicatrisation très lente à s'opérer. Au lieu de se faire rapidement, par première intention, elle ne se réalise qu'avec adjonction de tissu cicatriciel interposé entre les lambeaux séparés des muscles tranchés.

Réunis par du tissu cicatriciel, les muscles forment une cicatrice sans grande résistance, et il faudra protéger cette cicatrice par des bandages spéciaux pour empêcher sa rupture sous un effort un peu violent ; mais que l'effort soit d'une violence suffisante, ou que le bandage ne maintienne pas étroitement la paroi abdominale, la cicatrice cède, elle se déchire, une ouverture est établie, et par cette ouverture l'éventration progressive va se faire.

Si le drainage est le plus habituellement la cause de l'éventration post-opératoire, une réunion incomplète ou insuffisante des lèvres de la plaie produit, au point de vue de la solidité, le même accident, quoique la plaie abdominale n'ait pas été drainée, soit parce que la plaie a suppuré, l'asepsie étant vicieuse, ou bien parce qu'un hématome s'est constitué entre les lèvres de la plaie, et que cet hématome écartant les muscles, entrave et retarde la cicatrisation par première intention.

Cependant quoique la plaie ait été réunie par première intention, quoique rien ne soit venu retarder la cicatrisation, une éventration post-opératoire est encore possible. A quelle cause devons-nous l'attribuer ? La question a été vivement discutée ; les chirurgiens en rendent généralement responsable le mode de suture de la paroi.

Le mode de suture peut évidemment avoir une grande influence sur la solidité de la cicatrice et nous en parlerons plus loin en donnant les différents modes de suture et leurs qualités respectives.

Une cause non mentionnée jusqu'ici d'éventration post-opératoire est l'indocilité de l'opérée, qui, malgré tous les soins apportés à la suture des parties, se livre à des mouvements intempestifs après une opération; et notre maître, M. le professeur Pozzi, prédit, avec une sûreté de pronostic rare, à une malade opérée dans son service, ne tenant aucun compte de l'opération qu'elle venait de subir, une éventration qui se produisit comme il l'avait pronostiquée.

Les régions de la paroi abdominale les plus exposées aux éventrations post-opératoires sont évidemment le nombril, par suite de l'opération d'une hernie; la ligne blanche et les deux hypocondres, par suite d'opérations d'appendicite, d'ovarite et de salpingite. Mais tous les points de la paroi abdominale peuvent devenir le siège d'une éventration post-opératoire à la suite d'une plaie : et nous avons cité dans notre historique l'histoire du blessé par un coup d'épée qui portait une éventration dans le neuvième espace intercostal.

ANATOMIE TOPOGRAPHIQUE
DE LA PAROI ABDOMINALE

Nous croyons devoir donner à grands traits l'anatomie de la paroi abdominale sans insister sur les détails descriptifs que les livres de nos maîtres donnent infiniment mieux que nous ne le ferions.

La paroi abdominale est formée d'avant en arrière de quatre couches ou plans :

Premier plan. — La peau avec le facia superficialis.

Deuxième plan. — La couche musculo-aponévrotique composée de muscles avec leurs tendons, et dans l'intervalle des muscles, des feuillets celluleux qui les enveloppent.

Troisième plan. — Le tissu cellulaire péritonéal comprenant le facia propria abdominal et l'aponévrose ombilico-pelvienne.

Quatrième plan. — Le péritoine.

Peau et Facia superficialis.

La couche lamello-adipeuse superficielle du Facia superficialis est profondément fixée au niveau de l'aine à l'aponévrose ; elle se fusionne avec la gaine fibreuse des grands droits, et sa couche profonde adhère à l'arcade crurale.

Couche musculo-aponévrotique.

La couche musculo-aponévrotique est constituée par les muscles et les tendons. Les muscles sont longs ou larges. Les muscles longs sont : les grands droits et le pyramidal. Les muscles larges sont le grand et le petit obliques et le transverse.

Le grand droit est un muscle allant de l'appendice xiphoïde à la surface antérieure de la symphyse pubienne. Large en haut de 7 à 8 centimètres, il n'en a plus que 1 à 4 au moment où il se soude à son tendon inférieur. Distant parfois de son muscle symétrique de 2 à 3 centimètres au niveau de l'ombilic, il arrive plus bas à son contact. Son tendon plat se fixe sur le pubis.

Le pyramidal est un muscle inconstant séparé du grand droit par une couche celluleuse ou cellulo-fibreuse ; il s'étend le long de la ligne blanche sous la forme d'une languette triangulaire à base inférieure. Le sommet tendineux de la languette est à mi-chemin de l'ombilic et du pubis au-dessous du tendon du grand droit.

Muscles larges.

Les muscles larges forment une sangle musculo-aponévrotique composée de trois muscles larges superposés, grand oblique, petit oblique et transverse avec leurs aponévroses.

L'aponévrose du grand oblique est très résistante, très solide et nacrée. Elle passe devant le grand droit pour s'anastomoser avec l'aponévrose du grand oblique de l'autre côté. Les muscles grands et petits obliques présentent des variations individuelles ; ils descendent plus ou moins bas ; les couches de tissus suivis de dehors en dedans sur le bord externe du grand droit varient avec chaque individu. Les membranes sont plus ou moins résistantes ou se présentent dans des conditions anatomiques différentes. Le facia propria, par exemple, peut être celluleux ou graisseux, gras ou maigre, fort ou faible.

La paroi abdominale a pour limite : 1° en bas, le bord supérieur de l'os iliaque, de la symphyse à l'épine iliaque antéro-supérieure ; 2° une ligne verticale s'étendent du rebord des fausses côtes à l'appendice xiphoïde.

Fréquence des Éventrations.

Cette complication des opérations abdominales était autrefois très fréquente. Au « Congrès de la Société Allemande de Gynécologie » tenu à Vienne, en 1895, Wench disait : « Il est vrai que sur 1000 opérations faites à la clinique de Berlin, un tiers des femmes étaient atteintes ultérieurement d'éventration ; aujourd'hui, elle est moins fréquente » et il ajoutait : « Il est juste de dire que les opérations auxquelles je fais allusion ont été faites sans avoir eu recours à la suture à trois étages, et que, sur 212 opérés ultérieurement et auxquels on avait appliqué la suture à trois étages pour faire l'occlusion de la plaie, je n'ai plus constaté que 5 0/0 d'éventrations; encore celles-ci sont-elles beaucoup moins volumineuses qu'avec le premier *modus faciendi.* »

Weifel affirme avoir obtenu un résultat encore meilleur en réduisant à 2/100ᵉ le nombre des éventrations. Mais il ne faut pas oublier qu'un certain nombre d'opérés échappent aux recherches qu'on peut faire pour les retrouver, et que l'éventration peut se produire cinq ans, dix ans même après l'opération ; aussi Muller estime-t-il qu'une période de trois ans est nécessaire pour permettre de se prononcer, sinon avec une certitude absolue, du moins avec de grandes chances de probabilité sur la solidité et la résistance d'une cicatrice.

Traitement.

Le traitement de l'éventration était connu des anciens. Celse décrit au iiᵉ siècle trois procédés :

Premier procédé. — Réduire attentivement la hernie ombilicale et quand on est bien sûr de la vacuité du sac, placer autour de son pédicule une forte ligature. Le sphacèle du sac se produit, la ligature tombe au bout de quelque temps quand la cicatrice s'est établie au-dessous.

Deuxième procédé. — On fait une véritable ligature

en chaîne du pédicule. Le contenu du sac est réduit, on traverse le pédicule par une anse dont chaque fil étreint la moitié correspondante du pédicule de son côté.

Troisième procédé. — Il semble dirigé contre la hernie irréductible. On ouvre le sac près du pédicule, on réduit à la main le contenu de la hernie, puis on procède à la ligature.

Oribase au ive siècle, Paul d'Égine au viie siècle, Ambroise Paré, et plus tard, au xviiie siècle, Petit, Garangeot, Ritcher, Desault, quoique partisans convaincus du bandage reprirent surtout dans les cas d'étranglement le procédé décrit par Celse et obtinrent, grâce à lui, des résultats fort encourageants.

Il faut arriver à Lister et à la mise en application dans la clinique chirurgicale des doctrines de Pasteur, pour permettre aux chirurgiens de développer toute leur science.

Nous passerons donc sous silence les anciens procédés de Desault et des autres chirurgiens de la même époque pour en arriver aux procédés modernes ; et nous allons donner immédiatement les principes généraux du traitement.

Quelle que soit la méthode employée, pour obtenir un bon résultat, il faut observer les règles suivantes :

1° Protéger soigneusement l'intestin à mesure que l'on pratique l'excision du sac et lorsqu'on suture le péritoine. Tous les chirurgiens qui ont pratiqué la laparotomie connaissent les dangers de l'ouverture largement faite du péritoine, surtout au-dessus de l'ombilic ; la péritonite est très fréquente à la suite des interventions sur la paroi abdominale. Aussi a-t-on essayé de refaire la paroi sans ouvrir la séreuse par les différents procédés ci-dessous.

Après libération complète des parties molles qui formeront un plan superficiel et mobile, rechercher les grands droits et leurs gaines ; fendre largement les gaines sur leur bord interne, et suturer les deux muscles l'un à l'autre si la chose est possible; ne pas drainer la cavité péritonéale, car l'éventration peut récidiver; mais il est prudent, au contraire, de placer un petit drain sous la peau et quelquefois entre les muscles pour éviter un épanchement séreux ou sanguin.

Lorsqu'on emploie la suture par étages, il convient d'arrêter fréquemment le surjet, ou mieux encore, de se servir de points séparés au catgut. Il est excellent de renforcer cette suture par des fils d'argent profonds serrés sur des bourdonnets de gaze qu'on enlèvera le dixième jour comme l'a proposé notre maître, M. le professeur Pozzi.

Indications et contre-indications d'opération d'éventration.

Deux cas peuvent se présenter. Ou l'éventration est réductible ou elle est irréductible. Dans le cas où la hernie est facilement réductible et si elle est de petit volume, on pourra à la rigueur conseiller le port d'un bandage. Et alors deux cas peuvent se présenter, ou le bandage est suffisant pour contenir les viscères herniés òu il ne l'est pas. Si la contention est très bien faite, et qu'elle ne laisse rien à désirer, on laissera le bandage à demeure en ayant bien soin de conseiller au malade de veiller attentivement à son application. Tant que le bandage se contiendra bien, le malade pourra se passer de l'intervention chirurgicale ; mais dès que l'anneau se distendra et que la hernie ne pourra plus être exactement contenue, dès qu'elle s'acheminera vers l'irréductibilité, l'opération deviendra nécessaire.

Les inconvénients qui résultent d'une hernie irréductible conduisent rapidement à la nécessité d'une opération ; la peau s'ulcère, elle s'excorie, elle devient le siège d'érythème, est très douloureuse, ce qui rend le port d'une ceinture insupportable. Les douleurs sont quelquefois tellement intolérables que les vêtements mêmes deviennent impossibles à porter ; de plus, l'estomac ne digère plus, ou du moins, digère très mal ; il devient le siège de douleurs vives dues au tiraillement qu'entraînent les adhérences épiploïques. Le malade a sans cesse des malaises, des nausées et des vomissements. Le repos forcé auquel il est condamné par les douleurs amènent une obésité toujours gênante et souvent excessive. Enfin l'albuminurie et le diabète sont très souvent la conséquence des grosses hernies.

D'après M. Lucas Championnière, l'emphysème est la règle chez presque tous les hernieux.

A côté de ces inconvénients fort graves qui contribuent tous à rendre la vie du malade insupportable, il en existe un autre beaucoup plus grave qui constitue un véritable danger.

Nous voulons parler de l'étranglement de la hernie qui le menace constamment et survient à la moindre occasion, et qui peut emporter le malade.

Dès que cet accident se manifeste, l'opération devient absolument nécessaire, mais elle est faite dans les plus mauvaises conditions : le malade est le plus souvent affaibli ; il est dyspeptique ; il a souffert pendant long-temps du fait de sa hernie, c'est un très mauvais terrain sur lequel peuvent se développer toutes les complications.

M. Lucas-Championnière, dont la compétence en la matière est incontestée, nous enseigne que toute hernie ombilicale grossit fatalement, qu'elle acquiert toujours un volume considérable, qu'elle le fait lentement, c'est vrai, mais sûrement.

Quant à nous, il résulte de ce que nous avons appris de nos maîtres, la conclusion suivante : il est nécessaire d'opérer toute hernie ombilicale réductible ou irréductible, petite ou grosse, récente ou ancienne. Nous croyons que le chirurgien doit prendre une décision immédiate, qu'il doit opérer pendant que le sujet est en bon état, avant qu'il ait eu le temps de s'affaiblir. Cette intervention rapide a, de plus, l'avantage de permettre une opération sur des tissus en excellent état. Nous savons bien que les malades, lorsqu'ils n'ont pas souffert, répugnent à une opération, mais nous croyons que le chirurgien doit employer tous les moyens pour qu'ils y consentent avant d'être dans un état cachectique.

Procédés opératoires.

Les procédés opératoires, très nombreux et très variés, peuvent être groupés dans l'une ou l'autre des trois méthodes suivantes :

1° Méthode de Simon d'Heidelberg ; 2° méthode de de Chrobak ; 3° méthode de Maydl.

Nous empruntons au mémoire de Goullioud (*Archives de gynécologie*, 1892, page 618) la description du procédé Simon :

« Simon, après avoir réduit l'intestin hernié, déprime la peau vers la cavité abdominale ; il fait une incision circulaire qui pénètre jusqu'aux couches profondes du tissu cellulaire sous-cutané, de façon à avoir un avivement de 2 centimètres de large. Les surfaces d'avivement se réunissent en haut et en bas à angle aigu. On réunit, tout d'abord, par une suture superficielle les bords internes et postérieurs de la plaie ; les fils sont noués du côté de la cavité abdominale. On ferme ainsi le cul-de-sac cutané formé par l'invagination de la hernie ventrale. Puis on place une série de sutures plus superficielles et demi-profondes pour rapprocher le reste de la surface avivée. On place un petit drain dans l'angle inférieur de la plaie afin de permettre l'élimination des produits sécrétés par la plaie et par la peau qui, sans cela, s'accumuleraient dans l'espace situé en arrière de la suture. »

Hégard, Maas, Balandre, ont publié des cas de guérisons dus à cette méthode qui, aujourd'hui, est tombée dans l'oubli.

Méthode de Chrobak

Elle a pour but de restaurer la paroi abdominale sans ouvrir le péritoine.

Tous les chirurgiens qui la suivent sont d'accord pour en reconnaître la valeur sur ce point. Mais les divergences éclatent dès qu'il s'agit du mode de suture à employer.

Chrobak dissèque la peau qu'il sépare du péritoine et qu'il suture sur le sac refoulé. Les bords internes des gaines des grands droits ne sont pas ouverts. Sutures profondes de soutènement et sutures superficielles de la peau. Il fait le drainage des extrémités de la plaie.

Goullioud, au contraire, ouvre les bords internes des gaines des grands droits et les réunit par deux plans de suture sans se préoccuper des muscles.

Quénu, dans son procédé qu'il publie, opère de la façon suivante.

Il incise la peau et le tissu cellulaire sous-cutané, puis il dissèque deux lambeaux. Il recherche ensuite la gaine des muscles droits qu'il ouvre. Il suture en surjet les deux lèvres internes de la gaine ouverte. Il faufile le plan fibro-séreux formé par le péritoine et le feuillet postérieur de la gaine ; il continue par la suture des muscles droits décollés de leurs gaines et amenés au contact. Il utilise pour cette suture les intersections tendineuses et, notamment, l'une d'elle constante située à la hauteur de la cicatrice ombilicale. Il suture en surjet les lèvres extérieures de la gaine des grands droits et opère enfin la suture des plans cutanés.

Faure a publié, en février 1898, (dans la *Gazette hebdomadaire de médecine et de chirurgie*, du 17 février, n° 14) un procédé ingénieux de cure radicale de l'éventration dont nous résumons ainsi à grands traits les principes. Il opère la réunion des deux grands droits et de leurs gaines par un surjet fait avec une lanière aponévrotique taillée aux dépens de ces gaines ; et voici les avantages, résumés par l'auteur lui-même, de son procédé.

« J'obtiens ainsi une suture souple, élastique, une suture solide, qui fait bientôt corps avec les parties qu'elle est destinée à unir, qui les solidarise les unes avec les autres mieux que n'importe quelle soie. Celle-ci, du reste, est exposée à s'éliminer et peut nécessiter des interventions ultérieures insignifiantes il est vrai comme opérations, mais insupportables pour le malade.

Méthode de Mayld.

Dans cette méthode, on opère sa résection du sac et on fait la suture étagée. Mayld assistant du professeur Albert (de Vienne) a publié son procédé en 1886 dans le *Vienner medical Press*.

Après avoir excisé une portion du sac herniaire à l'aide d'une incision elliptique intéressant toute son épaisseur, il ouvre la cavité péritonéale et refoule l'intestin. Puis il dispose les plans de suture de la façon suivante : 1° Péritoine ; 2° lèvres postérieures des surfaces de section des droits ; 3° corps musculaires et lèvres antérieures des surfaces de section de la peau.

Entre le premier et le deuxième plan de réunion, Maydl place un tube à drainage. Ce procédé a été adopté par la plupart des chirurgiens modernes. Les modifications qu'on lui fait subir portent toutes sur les détails de la suture du plan musculo-aponévrotique ou de la peau.

Condamin, de Lyon, a décrit longuement au Congrès de Genève 1896, un procédé de suture en lacet de corset. Ce procédé conviendrait surtout aux grosses éventrations avec pertes de substance étendues. Il permet l'affrontement des lèvres de la plaie dans les cas les plus difficiles sans blesser l'intestin ni déchirer les muscles. La suture en étages présente un grand nombre de variétés suivant que l'on multiplie ou que l'on réduit le nombre des plans, suivant que l'on suture simplement l'aponévrose ou qu'on la suture après avivement. Fauvel dans sa thèse : *De la suture de la paroi abdominale dans la laparatomie* (1898), cite les sutures de La Torre, de Wylie, de Ott, Schede, Pryor. Ces variétés n'ont pas grande importance. On peut les faire varier à l'infini, mais il vaut mieux s'en tenir aux principes généraux.

Technique de la cure radicale des éventrations post-opératoires de M. le Professeur Pozzi.

Nous avons assisté plusieurs fois à des cures radicales d'éventration faites par notre maître, M. le professeur Pozzi. En voici les détails les plus importants :

1° Pratiquer une incision elliptique cernant toute la cicatrice. Cette incision n'intéresse que la peau et la couche sous-cutanée ; disséquer un lambeau du côté gauche en se rapprochant du rebord fibreux qui forme le collet du sac.

2° Ouvrir le péritoine très en dehors ; cependant il faut que la réunion paraisse possible lorsqu'on aura pratiqué l'excision du sac. Cette boutonnière péritonéale permet d'éviter le plus souvent de tomber sur un point adhérent de l'intestin.

3° Après avoir placé son doigt comme guide, on prolonge au ciseau courbe la section du péritoine sur toute l'étendue du bord gauche.

4° A ce moment, il convient de placer la malade sur un plan déclive et de glisser sur l'intestin une large compresse humide et chaude.

5° On renverse en dehors les parois de l'éventration ce qui permet d'avoir sous les yeux la face interne du sac.

6° On libère les adhérences ; et, à mesure que le champ opératoire s'élargit, on glisse la compresse sur la zone découverte.

Les adhérences épiploïques sont détachées avec le doigt, ou sectionnées sur des pinces et liées au catgut. Chaque pédicule adhérent et libéré doit être immédiatement lié, car il arrive qu'on laisse retomber dans l'abdomen des franges épiploïques saignant lentement qui, au moment de la fermeture du ventre passent inaperçues.

Les adhérences intestinales sont fortes ou faibles : celles-ci cèdent sous la pression du doigt, mais cette manœuvre est dangereuse, car elle peut causer une perforation. Si les adhérences sont trop solides, il est préférable de les couper, avec des ciseaux courbes ou au bistouri, dans les couches profondes du sac. L'hémostase est assurée par le thermocautère ou quelques points de suture superficiels.

Il existe parfois des adhérences utérines ou salpingées. On les détache de l'intestin.

Aussitôt le sac libre de toute adhérence, faire de haut en bas la section du péritoine, en suivant le bord droit. Cette incision symétrique à la première supprime la paroi du sac.

Pendant que le chirurgien excise le côté droit du lambeau, l'aide ferme provisoirement la cavité péritonéale avec deux ou trois pinces tire-balle. La compresse reste en place et sort à l'angle inférieur de la plaie.

Le péritoine est suturé de haut en bas, et les pinces sont enlevées progressivement à mesure que chemine le surjet. On doit avoir soin de ramener autant que possible le tablier épiploïque sous la suture. Le but constant de l'opération est donc toujours la protection de l'intestin.

La restauration de la paroi est plus ou moins difâcile suivant que les muscles droits sont plus ou moins écartés de la ligne médiane. Ces muscles sont découverts et leurs gaines sont fendues sur leur bord interne.

Mon maître, M. le professeur Pozzi prend au surjet au catgut les muscles largement avivés et leur aponévrose antérieure. Parfois même il fait un deuxième surjet aponévrotique. Avant de rapprocher les muscles et leurs aponévroses, il est prudent, comme l'a proposé M. Pozzi de passer des fils d'argent. Ces fils seront doublés, seront sous musculaires, mais extra-péritonéaux.

Deux ou trois fils suffisent largement pour maintenir solidement et étroitement une éventration du volume des deux poings.

Après la suture ordinaire de la peau, on les serre modérément sur des bourdonnets de gaze aseptiqu e Cette suture d'appui ne doit pas être enlevée avant le dixième jour.

Nous croyons devoir rapporter ici la nouvelle méthode américaine des Frères Mayo, chirurgiens à l'hôpital de Sainte-Marie de Rochester, pour la cure radicale de la hernie ombilicale, au sujet de laquelle M. le professeur Pozzi fit récemment une intéressante leçon.

Méthode des Frères Mayo.

En janvier 1899, les frères Mayo attirèrent l'attention sur une nouvelle méthode.

« De nouvelles expériences, disent-ils, ayant eu une réussite aussi bonne entre les mains d'autres chirurgiens, nous ont convaincu plus que jamais de la valeur de l'opération. Les rapports des auteurs, au sujet du traitement de la hernie ombilicale, déplorent les pauvres résultats obtenus pour la cure de cette variété de hernie, et même les plus récentes publications parlent avec mépris de la cure actuelle par quelque méthode que ce soit. Avant notre expérience on n'y croyait pas mais aujourd'hui nous avons l'espoir de pouvoir obtenir la guérison de cette hernie.

L'opération est facilement et promptement faite et la marche à suivre est la suivante :

1° Des incisions transversales elliptiques sont faites entourant l'ombilic et la hernie ; elle sont approfondies à la base de la saillie de la hernie ;

2° Les surfaces aponévrotiques sont soigneusement écartées de 2 pouces 1/2 à 3 pouces dans chaque direction à partir du collet du sac.

3° Les fibres et les enveloppes péritonéales de la hernie sont divisées circulairement autour de son collet, mettant à jour le contenu du sac. Si les viscères intestinaux sont présents et qu'ils adhèrent, les adhérences sont séparées et l'intestin est réduit. L'épiploon contenu est lié et entraîné avec le sac entier de la hernie sans laborieuse dissection de la portion adhérente de l'épiploon.

4° Une incision est faite à travers l'aponévrose et le péritoine s'étendant transversalement d'un pouce au moins de chaque côté ; le péritoine est ainsi séparé en deux lambeaux, l'un supérieur et l'autre inférieur.

5° Commençant à 2 pouces ou 2 pouces 1/2 au-dessus du bord du lambeau supérieur, trois à quatre sutures à la soie sont faites. La suture lie solidement le bord inférieur du lambeau supérieur au bord supérieur du lambeau inférieur.

Une traction suffisante est faite sur ces sutures pour assurer leur rapprochement.

Le péritoine est lié par la suture ordinaire au catgut. Les sutures sont amenées dans une position telle que le lambeau inférieur glisse dans la poche formée entre l'aponévrose et le péritoine.

6° Le bord libre du lambeau supérieur est fixé par des sutures de catgut à la surface des aponévroses et l'incision superficielle fermée de la façon habituelle.

Dans la grosse hernie, l'incision des fibres couvrant le sac peut être faite un peu au-dessus de la base, de cette façon on augmente la quantité de tissu utilisable dans la *recovering operation*.

Dans les très larges éventrations où la hernie est irréductible, le malade devra garder le lit avec une demi-diète. Il sera placé dans des conditions qui permettront autant que possible la réduction de la hernie. On ne doit pas s'acharner à vouloir réduire la portion irréductible de la hernie qui a perdu « le droit d'habitation ». En cas d'épiploon seulement dans le sac, il faut achever promptement l'opération par l'excision ; en cas de hernie intestinale, une quantité suffisante de l'épiploon contenue dans la cavité péritonéale doit être enlevée pour permettre sans pression la réduction de l'intestin.

Les malades doivent garder le lit de trois à quatre semaines après l'opération. Après amélioration ils ne seront pas astreints à porter un bandage herniaire, bien que la plupart des malades préfèrent porter une ceinture abdominale pendant une année. »

Piccoli (*Zentrenblatt fur klinische chirurgie*, janv. 13, 1900) relate un cas opéré avec succès en août 1899 d'après la méthode latérale et rapporte un deuxième cas publié par Bonomo, opéré le 9 décembre 1899 avec un résultat favorable.

J.-A. Blake (*Medical association of Greater*, New-York, janv. 14, 1901) publie plusieurs cas de guérison pendant l'année 1900 et mentionne un article de Sapiesko (*Revue de chir.*, nov., 1900) dans lequel une opération latérale est décrite.

ANATOMIE PATHOLOGIQUE

L'éventration sous-cutanée étant constituée par la sortie hors de l'abdomen d'une partie ou de plusieurs des viscères abdominaux porte à sa suite la cicatrice de la plaie ancienne.

Due à la distension de cette cicatrice et passant en général par le point de réunion primitif des bords aponévrotiques, on conçoit qu'elle aura pour enveloppe la peau, le tissu cellulaire sous-cutané et le péritoine. De même, en cas d'éventration latérale, ou bien la hernie se fait entre le grand droit et le grand oblique ou elle se fait dans l'intervalle des fibres écartées du muscle oblique.

Quand il s'agit d'éventration, la confusion avec la hernie sera écartée parce que l'éventration se produit à travers un orifice artificiel, tandis que la hernie se fait à travers un anneau naturel et préexistant.

Dans la plupart des cas, le meilleur moyen de les distinguer est l'étendue de l'orifice de sortie. Il est généralement très petit, en effet, dans la hernie, beaucoup plus grand dans l'éventration. Dans l'éventration, il est de plus dirigé dans le sens de la cicatrice.

Mauclaire cite un cas d'éventration qui avait causé un décollement des tissus sur toute l'étendue de la ligne blanche et s'étendant jusqu'à la grande lèvre.

Hernie et éventration ne diffèrent, en somme, que par l'étendue et la différence de l'orifice de sortie des viscères, les enveloppes qui les entourent peuvent être absolument les mêmes.

Quels sont les organes rencontrés le plus souvent en opérant les hernies d'éventration.

Nous croyons devoir énumérer ici :

1° Le foie que M. Picqué a pu rencontrer et dont il a publié une observation.

2° La trompe utérine dont on a également publié l'observation.

Mais dans la plupart des cas on ne trouve ordinairement que de l'épiploon ou des anses intestinales.

L'épiploon et les anses intestinales peuvent être libres dans le sac. Mais ils peuvent y adhérer, et il est très délicat de rompre leurs adhérences. On trouve quelquefois l'adhérence d'une anse intestinale à la paroi. Les adhérences les plus difficiles à décoller sont les adhérences de l'épiploon parce qu'elles sont très nombreuses.

Parfois le foie, l'utérus ou les trompes ont pu contracter des adhérences avec les parois et viennent ainsi compliquer l'opération ; cependant ce n'est guère que dans les plaies réunies par seconde intention que l'on rencontre ces adhérences, car il faut un travail d'irritation quelconque pour amener l'intestin ou l'épiploon à adhérer au pourtour de l'orifice herniaire.

Le siège exact de l'éventration est extrêmement variable. Elle peut occuper la totalité ou une portion seulement très limitée de la surface de la cicatrice. Le drainage joue un grand rôle dans la pathogénie de l'éventration et dans l'adhérence des organes sous-jacents.

Dans l'éventration libre, tous les viscères abdominaux sont susceptibles de sortir de la cavité abdominale : Épiploon, gros intestin, intestin grêle, estomac, utérus et foie, exceptionnellement la rate, les reins le pancréas et la vessie. La situation profonde occupée par ces organes et leur fixité explique cette exception.

Les viscères herniés peuvent soit conserver leur apparence normale, leur surface lisse et luisante, soit être distendus, congestionnés, recouverts d'exsudats fibrineux ou de fausses membranes. On a vu parfois la gaze servant au pansement se coller à l'intestin.

En déplaçant les viscères herniés, on découvre l'orifice par lequel s'est faite l'éviscération ; cet orifice diffère suivant les cas : suivant sa situation, ses dimensions, la nature de ses bords est variable ainsi que son aspect.

Les bords de la plaie sont plus ou moins rouges, plus ou moins tuméfiés. La peau peut être œdématiée ou naturelle. Elle peut être rouge ou enflammée ; s'il y a eu infection et que celle-ci soit localisée l'aspect sera celui d'une plaie suppurante surtout au niveau des points de suture qui seront le siège de la suppuration. S'il y a eu infection généralisée de la plaie, les bords de l'orifice seront grisâtres et atones ; ils pourront être déchirés, déchiquetés, sectionnés même par les fils.

Ils pourront présenter dans leur épaisseur des débris de catgut.

« De même, dit Mauclaire, dans la *Revue de chirurgie* « *abdominale et de gynécologie,* que dans les sacs her- « niaires on peut observer des adhérences, l'étrangle- « ment ou l'engouement intestinal, la rupture spontanée « des enveloppes, de mêmes des accidents semblables « s'observent dans les éventrations abdominales, que « cette éventration soit post-puerpuérale ou post-opé- « ratoire.

« Des cas d'observations post-opératoires que nous « avons observés à l'hôpital Necker en 1897, nous ont « permis de constater tous les signes d'un véritable « étranglement intestinal par adhérences épiploïques. « Une intervention d'urgence nous permit de réséquer « l'épiploon, de dégager l'intestin et de faire la cure « radicale de l'éventration.

« Dans un autre cas, il s'agissait d'un étranglement de « l'intestin adhérent au sac de l'éventration qui avait été « envahi par une néoplasie secondaire (kyste de l'ovaire « enlevé un an auparavant). Mais nous pouvons citer le « fait suivant où il s'agit d'une véritable rupture de l'éven- « tration.

« La malade avait été opérée en 1901 par Reclus, pour « une grossesse tubaire rompue; la poche dut être mar- « supialisée et la malade conserva, à la suite de l'opéra- « tion, un trajet fistuleux et une éventration très mar- « quée à la partie inférieure de l'abdomen.

« Au mois de février 1902, subitement et sans effort « appréciable la malade eut la sensation d'une déchirure

« intense. L'ouverture de la petite fistule s'agrandit, il
« s'en écoula une assez grande quantité de liquide séreux
« en même temps qu'apparut à l'entrée de la déchirure
« de l'éventration une certaine quantité d'épiploon et
« d'intestin. La malade ayant été transportée à l'hôpi-
« tal Laennec, on constata qu'il s'agissait d'une éventra-
« tion énorme sous-ombilicale présentant dans la partie
« centrale une déchirure de la peau et des parties sous-
« jacentes par où un paquet d'épiploon faisait issue au
« dehors. On fit immédiatement une incision cutanée
« sur le bord gauche de l'éventration et on tomba sur
« l'épiploon que l'on détacha progressivement de gauche
« à droite. La poche adhérait en de nombreux points à
« l'intestin. La décortication de ces adhérences fut lon-
« gue et pénible.

« Elle fut néanmoins menée à bien, et lorsqu'elle fut
« terminée, on aviva les contours aponévrotiques de
« l'éventration sur les côtés.

« Les gaines des muscles droits étaient éloignés et
« paraissaient difficiles à rapprocher.

« On se borna donc à réunir les bords de l'aponévrose
« suivant un pli médian vertical.

« Des points en U au catgut furent passés à la base
« du pli et immédiatement serrés.

« Quand cette suture fut terminée, on rabattit à gauche
« le pli aponévrotique et on le sutura à l'aponévrose,
« ce qui fit dans la ligne médiane trois plans superposés
« de tissu fibreux. On fit ensuite une excision elliptique
« de la peau et du tissu cellulaire sous-cutané qui était

« en excès et on réunit à l'aide de crins de Florence.
« La malade guérit, et deux ans après l'opération elle
« n'avait pas eu de récidive. Sous l'influence de l'effort
« on ne sentait aucune impulsion. »

OBSERVATIONS

Cure radicale d'une éventration consécutive à l'ablation d'un énorme fibrome traité par pédicule extra-péritonéal. Hystérectomie abdominale totale secondaire. Dispositions curieuses du moignon utérin enlevé.

Opération par M. le professeur Pozzi.

Communication et dessins présentés, par M. Dartigues, chef de clinique du professeur Pozzi, à la Société anatomique le 29 avril 1898.

« La pièce que nous avons l'honneur de présenter à la Société anatomique est un moignon utérin reliquat d'un fibrome traité par hystérectomie abdominale avec pédicule externe. La malade qui portait ce fibrome a été opérée par notre maître, M. Picqué, il y a deux ans ; la tumeur remontait au-dessus de l'ombilic et pesait 2 kilog. 300. Pour des raisons que justifiait la malade au moment de son entrée à l'hôpital : métrorrhagies considérables, volume de la tumeur, M. Picqué fit l'ablation de ce fibrome par la laparotomie avec pédicule extra-péritonéal au lieu de faire courir à la malade les chances de l'hystérectomie abdominale totale, opération pratiquée **peu** couramment à cette époque où elle n'avait pas acquis le degré de perfectionnement qu'elle a atteint depuis.

La malade avait bien guéri de sa première opération, mais deux ans après, elle entrait dans le service de notre maître, M. Pozzi, pour une éventration au niveau de la cicatrice et une petite fistulette au même endroit rebelle à l'oblitération.

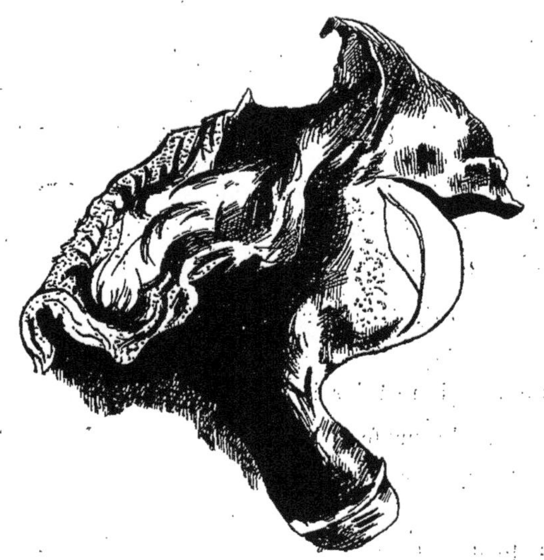

FIGURE 1

M. Pozzi décida de faire la cure de l'éventration et de libérer le moignon utérin de son attache abdominale.

Il fit d'abord une raquette comprenant toute la cicatrice en se tenant cependant en dehors d'elle, de façon à couper et à réunir ensuite en peau saine.

Au courant de l'opération, il rencontra des adhérences intestinales à la face péritonéale de la cicatrice qu'il libéra. L'ablation de la cicatrice fut complétée par l'hystérectomie abdominale totale qui permit d'enlever le moignon utérin que nous présentons avec sa fixation à la cicatrice. Les annexes furent enlevées également.

L'examen de cette pièce montre un utérus dont le fond a été

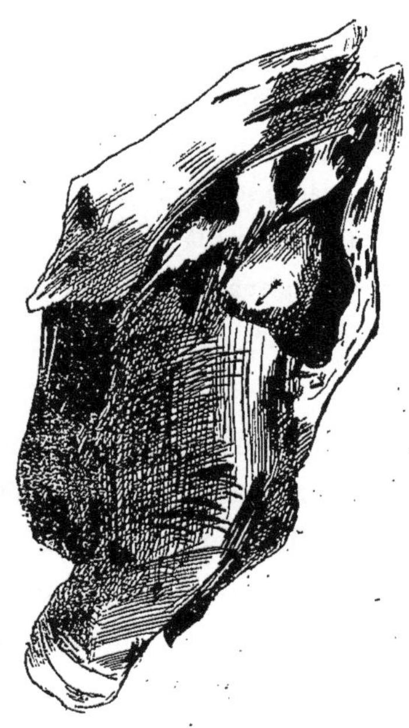

FIGURE 2

coupé transversalement en même temps que le fibrome dont il était le support et qui constitue le pédicule fixé à la paroi.

L'hystérectomie montre que ce reste d'utérus a encore 7 centimètres de cavité. Chose curieuse, il y a au-devant de la face antérieure de cet utérus partiel un petit fibrome interstitiel gros comme une noix, de telle sorte que l'ensemble de cette pièce a l'aspect d'un antéfléchi (fig. 1).

Enfin nous signalerons une particularité, la plus intéressante : entre la partie supérieure de ce moignon utéro-fibromateux et la face péritonéale de la cicatrice, il y a des brides très fortes, très saillantes, entourées de péritoine, ressemblant absolument à des piliers de deuxième ordre du myocarde et qui limitent des petites cavités diverticulaires admettant l'introduction de l'extrémité de l'index (fig. 2). L'une d'elle est beaucoup plus considérable ; elle peut loger le pouce et elle s'enfonce au-devant du moignon d'arrière en avant ; son fond correspond à la partie la plus amincie de la cicatrice ; c'est là qu'était le siège de l'éventration ; c'est là aussi que s'engageaient des anses intestinales dans l'effort.

Réflexions. — En présentant cette pièce, nous ne voulons pas ajouter au procès d'une opération qui a vécu son temps et qui a rendu bien des services aux chirurgiens par sa facilité d'exécution et aux malades par sa sécurité plus grande que celle des autres interventions ; nous n'avons pas la prétention non plus par un fait d'anatomie pathologique, de préconiser l'hystérectomie abdominale totale qui a désormais fait ses preuves ; nous voulons simplement exposer les remarques suggérées par cette pièce, dans les conclusions suivantes :

1° Voici une cicatrice énorme, disgracieuse, que l'on évite maintenant par l'ablation totale de l'utérus.

2° Cette cicatrice a déterminé des adhérences nombreuses de l'intestin à la face interne de la paroi destinées à favoriser peut-être des accidents d'obstruction dans un temps ultérieur.

3° Elle a changé les rapports de l'utérus et des annexes avec les parties voisines, et en particulier elle pouvait contribuer à gêner l'ampliation de la vessie par le pont formé par le moignon utérin étendu du vagin au-dessous du pubis.

4° Enfin et surtout, par des points faibles et multiples où elle se présente très diminuée, elle a constitué des diverticules de plusieurs grandeurs, points d'appel également multiples pour l'intestin voué non seulement à l'éventration mais aussi à des accidents d'étranglement herniaire analogues à ceux, rares il est vrai, qui ont été signalés au niveau des fossettes péri-duodénales et péri-cæcales.

5° Il est aussi probable que la petite fistule que nous avons signalée au début de l'observation était en communication avec un des petits diverticules, clos celui-là et formant poche suppurée.

6° Le petit fibrome inclus dans ce moignon utérin montre que l'hystérectomie par le procédé de Hégar peut être incomplète dans certains cas et permettre l'évolution ultérieure d'un noyau fibreux méconnu, dont le volume accru secondairement pouvait exiger une deuxième intervention.

Nous avons pensé qu'il y avait quelque intérêt à montrer cette pièce, car depuis l'avènement de l'hystérectomie abdominale totale on n'en a pas présenté d'autres exemples, à notre connaissance du moins.

Observation II

*Cure d'éventration par M. Dartigues, chef de clinique
du professeur Pozzi, 3 juin 1904.*

Mme T... entre à l'hôpital. N'a jamais été malade jusqu'à
36 ans. Il y a cinq ans, a eu des pertes blanches très abon-
dantes et très épaisses. Pas de douleurs à la miction, elle n'urine
pas plus que d'habitude.

La malade souffre dans la cuisse gauche et se plaint de fati-
gue. Deux ans plus tard, a eu des pertes rouges qui ont duré
huit mois de suite et pendant lesquelles elle a dû rester couchée. Au bout de ces huit mois, la malade consulte un chirurgien qui lui conseille la laparotomie et diagnostique une salpingite purulente du côté gauche.

Elle se fait opérer et on lui enlève, dit elle, l'ovaire et la
trompe gauche.

Elle se lève au bout de deux mois. Les hémorragies conti-
nuent et se reproduisent inégalement et la malade souffre du
côté droit. Nouvelle laparotomie pratiquée le 8 juillet 1903. On
lui aurait enlevé, dit-elle, les annexes droits. Le 15 octobre
1903, troisième laparotomie pour enlever des mèches oubliées
dans le ventre. Immédiatement après cette opération, une éventration s'est produite.

Actuellement la malade vient consulter pour des pertes, elle
a presque constamment des hémorragies et il lui est impossible
de spécifier la date de ses dernières ou avant-dernières règles.

27 mai. — Depuis samedi elle ne perd plus. Le col utérin est
effacé et entr'ouvert. L'utérus remonte à trois travers de doigt
au-dessus de la symphyse, et est en antéflexion. Dans le cul-de-

sac antérieur à droite, on sent une masse lobulée un peu mobile, pédiculée et de la grosseur d'une noix.

La malade demande à être opérée de son éventration et une cure d'éventration lui est faite par M. le Dr Dartigues selon le procédé du professeur Pozzi, c'est-à-dire en trois plans au cat-gut, avec des points de soutien au fil d'argent.

OBSERVATION III

Cure d'éventration pratiquée le 6 décembre 1904 par M. Pozzi.

Après incision de la peau qui présente une épaisseur consi-dérable et des masses graisseuses, incision en ellipse autour de l'ombilic qui permet d'enlever un bon morceau de la paroi.

On procède à l'isolement du collet du sac de dehors en de-dans. Ceci fait, on incise le péritoine et l'on tombe sur une her-nie épiploïque légèrement adhérente ; l'épiploon présente une dureté toute particulière, il est calcifié au niveau de sa partie la plus externe qui répondait à la peau.

On résèque cet épiploon et l'on pratique la ligature à l'aide de catgut n° 2.

On referme ensuite rapidement le péritoine à l'aide de cat-gut n° 1, puis on libère les muscles droits et l'on suture les muscles et les aponévroses à l'aide de catgut n° 2 et par points séparés. A ce moment on passe deux fils d'argent remontant par la peau qui comprennent toute l'épaisseur de la paroi, sauf le péritoine.

On résèque les masses graisseuses et on suture la peau.

Observation IV

Cure d'éventration post-opératoire par M. le professeur Pozzi.

Femme La..., âgée de 45 ans, opérée le 14 mars 1905, par M. Pozzi pour une éventration du volume du poing, consécutive à une opération antérieure remontant à vingt-deux-mois.

L'orifice de l'éventration est moins considérable qu'il ne semble à première vue et pas en rapport avec le volume de la masse intestinale; il a les dimensions d'une pièce de 5 francs. Circoncision ordinaire de la cicatrice et résection de la paroi herniaire ; les anses intestinales, à l'encontre de ce qui existe d'habitude, ne sont point adhérentes au sac.

Avivement du péritoine, des aponévroses et des muscles. Suture au surjet de catgut : 1° du péritoine ; 2° des muscles grands droits ; 3° de l'aponévrose superficielle des grands droits ; 4° de la peau.

Points de soutien profond aux fils d'argent.

Observation V

Grosse éventration consécutive à une hystérectomie abdominale pour pyosalpinx gauche.

Opérée par M. Dartigues le 13 juin 1905.

Hystérectomie abdominale pratiquée le 11 décembre 1902, par M. Thierry, pour pyosalpingite gauche.

Le 13 juin 1905, c'est-à-dire trois ans après, elle est opérée par M Dartigues dans le service du professeur Pozzi, pour une grosse éventration qui provoque des douleurs avec pénibles irradiations lombaires.

Résection très large de la cicatrice. Ouverture du péritoine en commençant du côté de l'ombilic, ce qui permet de trouver plus facilement le grand sac d'éventration dans lequel l'intestin est engagé, mais n'est pas adhérent.

On y trouve une très grande bride grosse comme un porte-plume et longue de 8 centimètres ; on la réséque.

Dans la partie inférieure du sac, du côté du pubis, on trouve le sommet de la vessie dont on est obligé de l'isoler.

Quelques points de suture au catgut ramènent le péritoine sur le sommet de la vessie.

Résection de tout le sac. Fermeture au catgut du péritoine. Application de quatre points de crins de Florence profonds qui ramassent tous les plans y compris la peau, moins le péritoine et que l'on serrera à la fin de l'opération.

Points séparés au catgut n° 2 des muscles droits bien isolés. Quelques points sur l'aponévrose superficielle. Crins de Florence sur la peau et le pannicule adipeux après avoir serré les quatre crins profonds (1).

Une petite mèche est mise dans la cavité de Retzius où se trouve un décollement déterminé par l'isolement de la vessie du sac de l'éventration.

OBSERVATION VI

Cure d'éventration post-opératoire par M. le professeur Pozzi.

Mme R... est âgée de 53 ans. Elle a été opérée il y a neuf ans à Lyon par M. le Dr Laroyenne qui lui fit la laparotomie et lui

(1) A cause de l'épaisseur du pannicule, M. Dartigues a fait, contrairement à l'habitude, la suture de la peau aux crins au lieu de la faire au catgut fin.

enleva les annexes ; mais la plaie suppura, et fut par suite longue à guérir.

Insuffisamment solide, la cicatrice céda peu à peu et il se forma ainsi une éventration au bout de quelques mois.

Le 25 juin 1905 elle présente des symptômes d'étranglement graves qui exigent une intervention immédiate.

M. le professeur Pozzi fait la laparotomie et résèque 270 grammes d'épiploon et de graisse sous-cutanée contenant de nombreux diverticules dont l'un avait le diamètre d'une pièce de 1 franc.

Les sutures sont faites par plans superposés, et les fils d'argen^t de soutien maintiennent les lèvres de la plaie en contact parfait.

Vingt jours après, l'opérée se lève deux heures par jour ; la consolidation de la plaie s'est faite normalement et la cicatrice est solide. Le volume du ventre a diminué ; le tour de taille mesure 30 centimètres de moins qu'avant l'opération.

La malade a été revue dernièrement, c'est-à-dire six mois environ après l'opération, l'éventration n'a pas récidivé et la cicatrice est d'une solidité absolue.

Observation VII

Cure d'éventration, le 19 juillet 1905, par M. Dartigues.

Femme M..., 45 ans, malade opérée de salpingite double par M. Pozzi, il y a dix ans. C'est elle qui se leva le soir même de l'opération et qui parcourut les salles de l'hôpital Broca. M. Pozzi lui avait prédit l'éventration.

Sa prédiction s'accomplissait en effet, puisque le 19 juillet 1905, M. Dartigues l'opérait pour éventration.

Opération. — Résection préalable de la cicatrice de la laparotomie antérieure.

Ouverture très prudente de la cavité péritonéale en commençant près de l'ombilic.

Résection d'énormes paquets d'épiploon dont de multiples franges adhèrent dans les diverticules d'un sac extrêmement irrégulier où il est difficile de se reconnaître.

Résection de toutes les parties de ce sac.

Isolement des plans pariétaux de l'abdomen, (péritoine, muscles grands droits, aponévroses); suture particulière au catgut de chacun de ces plans.

Points de soutien aux fils d'argent (deux avec bourdonnets).

OBSERVATION VIII

Cure d'éventration post-opératoire, opérée par M. Dartigues,
le 10 novembre 1905.

G... 23 ans, domestique a été opérée, il y a trois ans, d'une appendicite grave suppurée à l'hôpital de Saint-Germain par le Dr Levêque.

Après cette intervention et vu la complication d'une fistule fécale, cette malade garde le lit pendant dix mois. La fistule finit par s'oblitérer, mais actuellement, la malade présente une éventration considérable, car lorsqu'on la fait tousser, on obtient une tumeur du volume du poing ; de plus les parois abdominales environnantes sont très affaiblies. La cicatrice est très gaufrée.

M. Dartigues suppose avec une certitude presque entière qu'il y a des adhérences très intimes de l'intestin avec la face profonde ou abdominale de cette cicatrice.

Il fait une incision elliptique au bistouri, circonscrivant toute la cicatrice. Il pénètre par un des côtés de l'ellipse (côté de l'épine iliaque gauche) dans la cavité abdominale de façon à se rendre compte où elles existent et si elles existent.

Elles existent en effet. On est obligé de détacher une anse de l'intestin grêle et le cæcum, qui est très fortement adhérent et fait partie de la cicatrice.

Ce dernier est ouvert d'environ 1 centimètre.

Fermeture au catgut par un surjet total, et puis un point en bourse.

L'anse intestinale grêle est renforcée par un petit surjet au niveau du point où elle adhérait.

Fermeture très soigneuse de la paroi abdominale. Suture à quatre plans et pas de drainage.

Revue un an et demi après (25 mai 1907) en excellent état. La cicatrice est très solide et la malade ne porte même plus de ceinture abdominale.

Observation IX

Cure d'une hernie ombilicale de volume d'une tête de fœtus ayant donné lieu à plusieurs crises de péritonite herniaire avec pseudo-étranglement. Opérée le 8 mai 1906 par M. Pozzi.

Incision en ellipse de 15 centimètres environ.

Isolement du sac et dégagement du collet qui a un diamètre d'environ une pièce de 2 francs.

Ouverture du sac où l'on trouve une grosse masse épiploïque, adhérente de toute part à la surface interne de ce sac, ainsi qu'une anse intestinale placée transversalement également tangente à la surface interne du sac.

Isolement du sac. Ligature au catgut des paquets épiploïques. Le sac est ensuite réséqué et l'on procède à la recherche des grands droits fortement éloignés de la ligne médiane, mais qu'on arrive cependant à découvrir.

Fermeture du péritoine par un surjet-suture des muscles droits et des aponévroses ; deux fils d'argent de soutien pour le pannicule adipeux sont placés. Une petite mèche de drainage au bas de la plaie dans le pannicule adipeux.

La peau est suturée aux crins de Florence.

Guérison.

OBSERVATION X

Cure d'éventration post-opératoire par M. le Professeur Pozzi le 2 juin 1906.

Mme G..., 38 ans, cuisinière, subit le 8 septembre 1905, l'ablation des deux ovaires à l'hôpital Saint-Antoine. Après un séjour de trois semaines à l'hôpital, avant la fermeture complète de la plaie, l'opérée part à la campagne où elle passe six semaines pour achever sa convalescence. Après ce laps de temps elle reprend son travail habituel, mais au mois de décembre, c'est-à-dire deux mois après avoir subi son opération, en éternuant un peu fort, la malade éprouve subitement une violente douleur au niveau de sa plaie qui n'était pas encore complètement fermée.

Le médecin appelé aussitôt constate une rupture de la paroi avec hernie de l'épiploon et fait rentrer la malade à l'hôpital Saint-Antoine.

Elle fait un commencement de péritonite et est opérée pour la deuxième fois au commencement de janvier 1906. Elle passe trois semaines à l'hôpital, qu'elle quitte avec une plaie bien cicatrisée. Mais elle commence à éprouver des douleurs lancinantes, paroxystiques qui deviennent peu à peu constantes ; douleurs provoquées par l'apparition brusque d'une grosseur occupant le flanc gauche qui n'avait au début que le volume d'une noix, mais qui augmente de jour en jour.

La malade fait de la fièvre, sa température monte même à 40°. On lui fait des pointes de feu et peu à peu les douleurs se faisant sentir moins violentes, elle reprend son travail :

Les souffrances continuelles qu'elle endure la déterminent à venir consulter au mois de mai dernier. La palpation de la tumeur permet d'isoler celle-ci entre les deux mains, l'une et l'autre cherchant à passer sous la grosseur dans le flanc gauche.

Opérée le 2 juin 1906 par M. Pozzi.

La malade porte une cicatrice qui va du pubis à trois travers de doigt au-dessous de l'ombilic. On commence par faire une incision qui part de 4 à 5 centimètres au-dessus de l'ombilic et descend en contournant l'ombilic et en circonscrivant la première cicatrice.

On incise les différentes couches cutanées, et on ouvre le péritoine à la partie supérieure ; on continue l'ouverture jusqu'au bas de la plaie. La main va à la recherche de la tumeur latérale gauche qui est constituée par de l'épiploon adhérent ; on le décolle et on l'amène à l'extérieur.

Des ligatures au catgut n° 2 sont immédiatement placées et l'épiploon saignant est resséqué.

On place un champ contre la région pariétale décollée où l'on perçoit encore des nodosités, dont une de la dimension d'une petite noisette, afin de se rendre compte si c'est elle qui saigne. Elle ne saigne pas. On referme les parois.

Suture du plan péritonéal ; on décolle les muscles latéraux et on les suture.

La paroi est ensuite très soigneusement suturée et on y placé deux fils d'argent de soutien. Pansement à l'iodoforme, fermeture par crins.

Revue le 1er octobre 1906. L'éventration ne s'est pas reproduite.

Observation XI

Cure d'éventration par le Professeur Pozzi, le 19 juin 1906.

Mme G..., 51 ans, repasseuse, est admise à l'hôpital pour éventration le 11 juin 1906. Son père est mort d'une hernie étranglée, sa mère est morte d'une pleurésie : elle a eu un frère mort jeune bacillaire et sa sœur est morte de pleurésie.

Il y a vingt-deux ans, la malade a fait une pleurésie ; elle a eu deux enfants qui sont morts quelques heures après leur naissance. Après son deuxième accouchement, la malade a fait une phlébite, est restée couchée sept mois. Elle fait ensuite de la paraplégie et est soignée à la Salpêtrière pendant quatre mois. Elle en sort incomplètement guérie. En plus de ces deux accouchements, elle a eu deux fausses couches. Après la seconde remontant à deux ans, elle fait une nouvelle phlébite. Ses premières règles ont fait leur apparition à l'âge de 15 ans, mais elles furent toujours très inégales.

Après sa première fausse couche, la malade commence à avoir des pertes, d'abord jaunâtres, mais bientôt rosées. Ces pertes déterminent la malade à venir consulter à l'hôpital où l'on constate un fibrome dont on l'opère.

La malade se trouvait encore à l'hôpital, salle Récamier, lorsqu'elle fit une poussée de congestion. Sa paroi abdominale n'était refermée que superficiellement, et un accès de toux détermina sans doute un relâchement de la paroi musculaire. Aucun signe extérieur ne permettait de porter cette affirmation, tant que la malade fit usage d'un bandage. Mais le jour où elle le quitta, elle s'aperçut de l'existence d'une grosseur molle et rénitente au niveau de la cicatrice.

On constata l'éventration et la malade fut opérée le 19 juin

1906 par M. Pozzi qui lui fit la cure d'éventration par son procédé habituel.

Observation XII

Cure d'éventration post-opératoire par M. Dartigues,
le 5 juin 1907.

Marie H..., 48 ans, domestique, a été opérée il y a environ dix mois d'une appendicite. Par suite de suppuration, on fit un drainage prolongé.

Il y a dix jours la malade a eu des accidents d'occlusion intestinale passagers qui ont disparu par le traitement médical.

Une éventration étant constatée, on décide une intervention.

Opération. — Excision aux ciseaux de la! cicatrice abdominale. Résection attentive, plan par plan, pour ne pas blesser l'intestin sous-jacent qui pourrait adhérer à la face profonde. En effet, on trouve quelques adhérences du cæcum, et une adhérence très forte de l'épiploon formant bride à la face profonde et passant à travers un orifice qui donne dans un diverticule qui formait un véritable sac herniaire.

Résection d'un fragment d'épiploon, long de 10 centimètres et large de 5, avec trois ligatures au catgut. Dissection et résection du sac.

Isolement de tous les plans. Fermeture du péritoine par un surjet. Passage de trois fils de Florence prenant tous les plans moins le péritoine. Surjet sur muscles et aponévroses. Surjet sur peau. Serrage des crins de Florence.

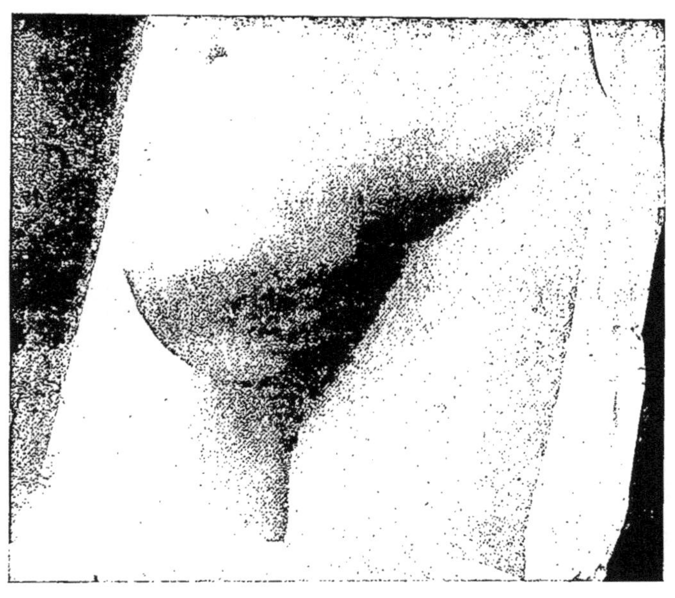

Fɪɢ 3

Éventration consécutive à trois laparotomies dont la première pour kyste ovarique (Gillet, 1878) ; la deuxième pour cure d'éventration (Péan, 1886) ; la troisième pour étranglement intra-saculaire (Finet, 1892).

État avant la cure d'éventration.

(28 *mars* 1893)

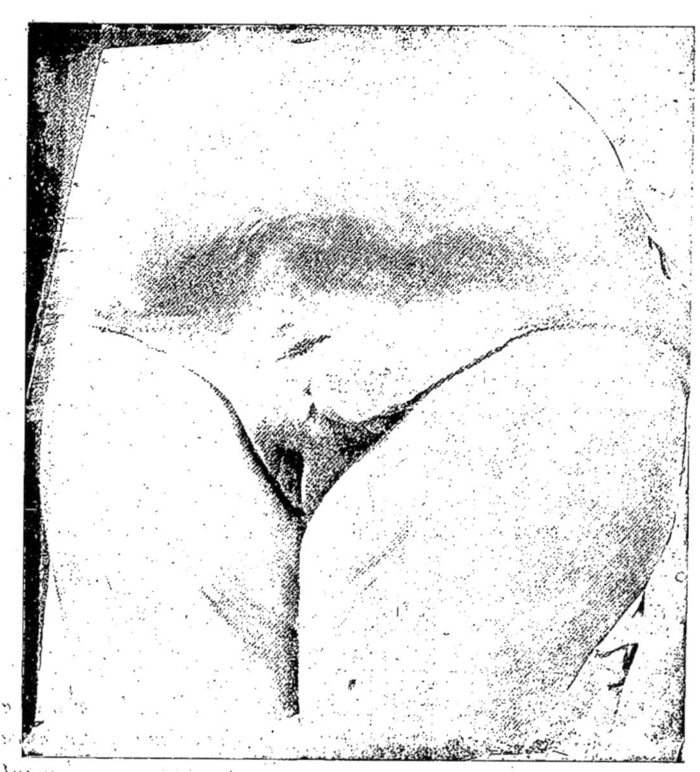

Fig. 4

État après la première opération
(2 *mai* 1893)

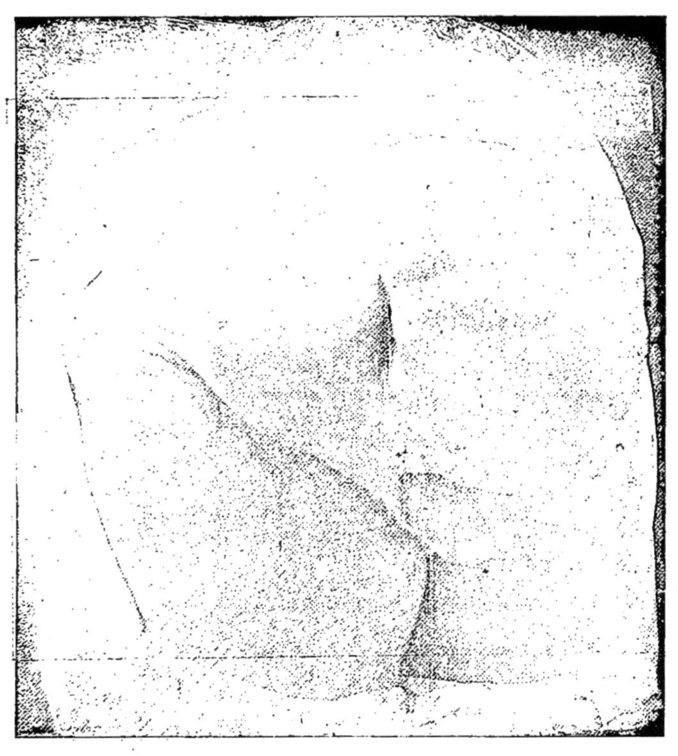

Fig. 5.

État avant la deuxième opération.
(*M. Pozzi*, 13 *mai* 1895).

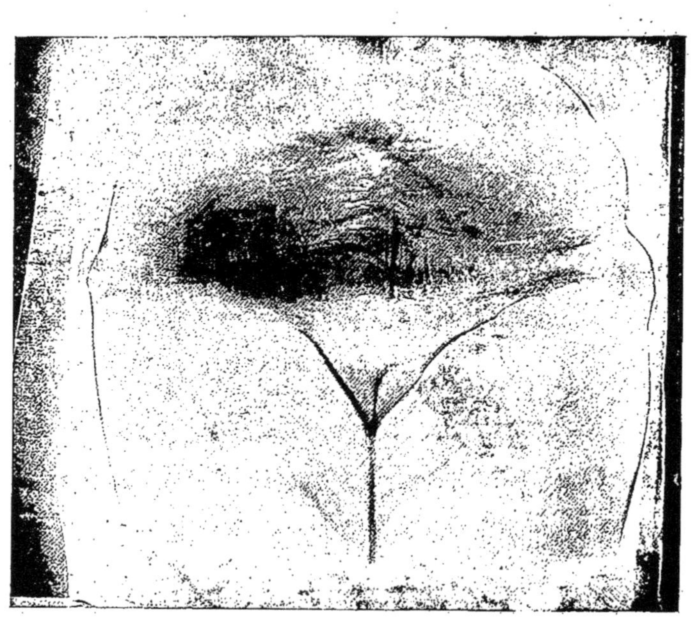

Fig. 6

État après la deuxième opération.

CONCLUSIONS

De l'étude de ces quelques observations que nous avons toutes recueillies dans le service de notre maître M. le professeur Pozzi, nous croyons devoir tirer les conclusions suivantes :

I. — *Au point de vue étiologique* les causes les plus fréquentes d'éventration post-opératoire sont :

1° *Le drainage* et les mickulix qu'on est parfois obligé d'établir à la suite d'une laparotomie que des adhérences, des hémorragies ont rendu longue et laborieuse, et surtout quand il y a suppuration. En effet, le drain enlevé, on aura en cet endroit un point de moindre résistance dû à une cicatrisation par deuxième intention ;

2° *La suture en masse* qu'on est quelquefois forcé de faire quand, par exemple, la vie de l'opérée serait mise en danger par une opération de trop longue durée ;

3° Une paroi abdominale adipeuse, dégénérée, ayant subi plusieurs laparotomies ;

4° *La multiparité* qui rend les tissus flasques et sans résistance, et prédispose ainsi à la ptose des viscères ;

5° Le *réveil prématuré* d'une opérée chez laquelle on n'a pas eu le temps d'établir un bandage compressif suffisant et qui est prise alors de vomissements ou de quintes de toux. On comprend facilement que dans ce cas, ces violents efforts d'expiration amèneront un relâchement des points de suture, qui, par la suite pourra être cause d'éventration. Nous en avons nous-même constaté un cas ;

6° Signalons enfin l'*indocilité de malades* qui, malgré nos conseils, se livrent à des mouvements intempestifs. La malade qui se leva le soir même de son opération et à qui M. le professeur Pozzi avait prédit une éventration, qui se produisait en effet quelques années après, en est un exemple curieux.

II. — *Au point de vue anatomie topographique* nous voulons simplement attirer l'attention sur ce fait que l'éventration, a particulièrement trois points d'élection : 1° la partie médiane de la cicatrice ; 2° l'extrémité commissurale supérieure ; 3° l'extrémité commissurale inférieure avec le plus de fréquence ; et cela à cause du drainage qui se fait généralement en cet endroit. Quelquefois cependant de grosses éventrations distendent la cicatrice entière.

III. — *Au point de vue thérapeutique chirurgicale*, sans revenir ici sur les différentes méthodes qui, préconisées d'ailleurs par de bons chirurgiens, donnent de très bons résultats, nous voulons simplement dire :

1° Qu'il est de toute nécessité, quelle que soit la méthode employée, de pratiquer avec le plus grand soin les sutures des deux extrémités commissurales de la plaie opératoire, lesquelles sont, comme nous le savons, les points de prédilection des éventrations;

2° Que la suture de la paroi ventrale plan par plan, employée chaque jour par M. le professeur Pozzi et ses élèves donne les résultats les plus satisfaisants. Il nous semble que la paroi devra être plus résistante, si, au lieu de réunir des éléments hétérogènes, on fait des sutures multiples au catgut, réunissant le péritoine au péritoine, les aponévroses aux aponévroses, les muscles aux muscles, la peau à la peau ;

3° Qu'il est toujours prudent d'appliquer les trois fils d'argent de soutien.

Les quatre photorgaphies ajoutées à notre thèse (*pages* 59, 60, 61, 62) démontrent que même dans de très grosses éventrations, on peut, par ce procédé arriver à des résultats aussi satisfaisants que possible.

INDEX BIBLIOGRAPHIQUE

LACHAUSSE. — De hernia ventrali, 1746.

GOSSELIN. — Leçons sur les hernies abdominales. *Paris*, 1865.

FERRAND. — Contribution à l'étude des hernies latérales de l'abdomen. *Th. Paris*, 1881.

GILLIAM. (P. T.) — The oeprati treatment of ventral hernia resulting from abdominal sections. *Med. News*, 1882. LXI, p.132.

KOVAC. — De la suture à trois étages. *Deutsch. Chir.*, 1882.

BAKO (A). — Suture de la paroi abdom. *Centralb. f. chirur.*, 1883. n. 50.

SEGOND. — *Thèse agrég. Paris*, 1883.

SPENCER WELLS. — Traité des tumeurs de l'ovaire et de l'utérus, 1885.

HEGAR ET KALTENBACH. — Gynécol.opératoire (trad-Bar).Paris 1885.

SIMS. — Hernie ventrale consécutive à la laparot. *Obstétr. soc. of New-York*, 5 janvier 1886.

CASELLI. — Laparotomie pour éventration. *Bull. Acad. méd. di. Genova*, avril-mai, 1887.

WYLIE. (Gil.)— Ventral hernia caused by laparotomy. *Amer. Journ. of, obstetric.* 1887.

WERTHEIMER. — Essai sur les hernies consécutives à la laparotomie *Th. Paris*, 1888.

BERGER. — *Bulletin de la Soc. de chirur.*, 1890. Examen de 10.000 cas de hernies. Traité de chirurgie, VI, p. 801.

LE DENTU. — *Bulle et Mém.de la Soc. de Chir.,* 5 nov. 1890.

BROCA. (Aug.) — Cure radic.d'une laparocèle.*Gaz. hebd. méd. et chir.,* 5 sept. 1891.

KEHRER. — Quatrième Congrès de la Soc. all. de gynéc., 1891.

CONDAMIN. — De la cure radicale de l'éventration post-opérat. avec adhérence intestinale. *Prov. méd.*, 1895, IX, p. 277.

CONDAMIN. — De l'omphalectomie et de la suture à trois étages. *Lyon. méd.* 1892.

— 66 —

CONDAMIN. — Congrès intern. de gynéc. et d'obst. à Genève, 1896.
    Ann. de gynéc., sept. 1896, p. 372.

DUMINY (L.). — Ventral hernia following laparotomy. *Tr. Ass. obst.*
    and Gynec. Philadelphia, 1892-1893.

DUPONT.— De la suture des parois de l'abdomen après la lapara-
    tomie. *Th. Paris*, 1892, n° 55.

GOULLIOUD. — Cure radicale des éventrations. *Lyon Méd.*, 15 sept.
    1896.

    — De l'éventration opératoire, prophylaxie et cure radicale.
    Arch. de gynéc., 1892, XIX, p. 545-551.

LUCAS CHAMPIONNIÈRE, — Cure radicale des hernies. Paris, 1892.
    Bull. de la Soc. de Chir., 15 mars 1904.

ASK. — Congrès de l'Assoc. des chirurgiens du Nord à Copenhague,
    1893. *Sem. méd.*, 1894. p. 387.

LASSEN. — Congrès de l'Ass. des médecins de Copenhague, 1893.
    Sem. méd., 1893, p. 387.

QUENU. — La cure radicale de la hernie ombilicale. *Gaz. méd. de*
    Paris, 1893, n° 51.

    — *Bull. et mém. de la Soc. de chir*, 1893. p. 169.

RATCHINSKY. — La suture abdominale après la laparotomie. *Ann.*
    de gynéc., XL, 1893, p. 161.
    — La suture mixte abdominale après la laparotomie.

HŒBERLIN. — Opération d'une volumineuse hernie ventrale consécu-
    tive à une laparotomie pour péritonite. *Correspon. blatt.*
    f. Schweiz Aerzte, 1er oct., 1894.

ROGER. — *Thèse de Paris*, 1894-1895, n° 183.

BONAVITA. — Pathogénie, prophylaxie et trait. des éventr. post-opér.
    Th. de Lyon, 1895.

DAURIAC. — Trait. chirurg. des hernies de l'ombilic. et des éventra-
    tions. *Thèse Paris*, 1895-1896.

DURAND.—Préservation des éventrations après la laparotomie. *New-*
    York. med. Journal, 16 mars 1895, p. 345

ELISCHER. — Laparotomie pratiquée quatre fois chez un malade.
    Cent. f. Gynœk, 22 déc. 1895.

SERULLAZ. — Contrib. à la cure radicale de l'éventration post-opér.
    avec adhérences intestinales. *Th. Lyon*, 1895.

CURRIER. — Ventral hernia after abdominal section and its treat-
    ment. *Ann. gynec. and. pediat* , 1896-1897, X, p. 579-590.

CURRIER. — Suggestions concerning ventral hernia resulting from
    abdominal section. *Tr. Am. Gyn. Soc. Philadelphia*. 1897
    XXII, p. 106-122.

GRANVILLE. — Bantock. Congrès intern. de gynéc. et d'obst. à Genève, 1895. *Annales de Gynéc.*, sept. 1896.

LAROYENNE. — Comptes rendus du Cong. de Genève de 1896. *Ann. de gynec.*, sept, 1896. XIᵉ congrès des Sc., médic. à Rome, 1894. *Sem. medicale*, 1894, p. 187.

La TORRE. — Rapport au Congrès-de Genève, 1896 sur la question « Quel est le meilleur mode de fermeture de l'abdomen ? » *La Gynecologie,* 1897, p. 1 à 44, et p. 212 à 244

BRAULT. — Deux éventrations, l'une opératoire, l'autre à la suite d'une plaie accidentelle. Cure radicale. Statistique d'opérations, 1897.

JALAGUIER. — Procédé pour reconstituer solidement la paroi dans l'appendicite. *Presse méd.*, 3 février 1897.

DELGUEL. — De l'éventration xypho-ombilicale par le procédé Goullioud-Desmons. *Th. Bordeaux*, 1897.

DORAN. — Hernia of the abdominal cicatrix and operation for its cure. *Lancet*, 1897, II, p. 1379-1383.

DUJARDIN. — Cure radicale de la hernie ombilicale et de l'éventration. *Ann. et bull de la Soc. belge de Chir.*, 1897, n° 4. p. 149.

FOSSE. — Contribution à l'étude des éventrations et de leur traitement. *Thèse Montpellier*, 1897, n° 18.

ABEL. — De la suture abdominale et des hernies de la paroi. *Archiv. f. Gynœk*. LVI, 1898.

CHANTEUX. — De l'éventration sus-omblic. *Th. Paris*, 1898. n° 6.

CHADWICK. — Opérat. pour la hernie-ventrale conséc. à la laparotomie. *Americ. gyn. Soc.*, 14 sept. 1898.

DARTIGUES. — *Bull. de la soc. anat. de Paris*, 29 avril 1898, p. 316-320.

DARTIGUES. — *Rev. Gynéc.*, 10 août, 1900.

GOHNSON. — Ventral. hernia after appendicectomy. *J. Ann. med. Ass. Chicag.*, 1898, XXXI. p. 402.

LABADIE-LAGRAVE ET LEGUEU. — Traité médico-chirurgical de Gynéc., Art. VI. « Hernies et éventrations post-opératoires ». p. 1169. 1173 (1898).

VOLKOVITCH. — Modific. des incisions abdom. dans la laparotomie, *Vratch..* 31 janvier 1898, n° 5.

ANGER (B.) — *Dict. Jaccoud*. Art. : Éventration (1871).

CANGE. — Des éventrations spont., et de leur trait. chirurg. *Th. de Paris*, 1899, n° 205.

ALEXANDER (V.) — *Prov. méd. Journ.*, 1899.

CESTAN (El.). — Quatre cas d'éviscérations post-opér. spontanées. *Toulouse médical*, 1er nov. 1900, n° 21, p. 249, 252.

CHAVANNAZ. — De l'éviscération post-opér. spont. *Bull. méd.*, 1900, XIV, p. 461-463.

CHROBAK. — *Internat. Klin. Kundschaw.* 1877 et *Centrabl. Gyn.*, 1888.

FAUVEL. — De la suture de la paroi abdominale dans la laparotomie. *Th. Paris*, n° 201 (1898).

HEINRICH. — Ueber die operation grosser Bauchnarbenbrüche. *Centralbl. f. Gynec.*, 1900, XXIV, p. 53-57.

FITCH. — The prevention to operative hernia, *Méd. Times*, 1900, XXVIII, p. 138-140.

BAUBY. — Trois cas d'éviscération post-opér. spontanée. *Archiv. provinc. de Chir.* t. X, n° 6, juin 1901, p. 332.

CHARDIN. — Des éventrations consécutives aux contusions de l'abdomen. *Th. Paris*, 1901, n° 5.

Mme KATZ, — Tchelycheff. De la rupture spontanée des enveloppes herniaires. *Thèse Paris*, 1901.

RENAUDIÈRE DE VAUX. — *Th. de Paris*, 1901.

TOURNEMELLE. — Des éventralions post.-opératoires. *Th. Paris.* 1901, n° 242

TERRILLON. — Leçons de clinique chirurgicale, 1889.

DENNECÉ. — Rôle de l'insuffisance musculaire dans le pathogénie des éventrations. *Thèse Paris*, 1902, n° 569.

FAURE (Jean-Louis). — Sur un nouveau procédé pour la cure de l'éventration (1902).

LEGUEN. — *Bull. de la Soc. de Chir.*, 5 janvier 1902.

RECLUS. — Sur l'appendicite. *Bull. et mém. de la Soc. de Chir.* 7 octobre 1903.

TUFFIER. — Sur l'appendicite, *Bull. et mém. de la Soc. de chir.* 7 oct. 1903.

JAMES. — Du traitement de l'éventration latérale post-opératoire, *Th. de Paris*, 1904, n° 379.

JEANNEL. — Des ligatures et des sutures métall. perdues. *Arch. provinc. de chirurg.*, juillet 1904.

HARTMANN. — De la suture par doublement dans la cure des éventrations larges et des grosses hernies ombilicales. *La Gynécologie*, mai 1904.

Marcy. — Ventral. hernia folowing laparotomy. *Ann. of. Gyn.*
1893.

Maydl. — Nouveau procédé pour la cure de l'éventration. *Wiener
med. Presse*, n° 40, 1886.

Mauclaire. — Congrès d'obst. et de Gynéc. à Rouen, 5-10 avril 1904.
Bull. méd, 30 avril 1904, p. 44.

Mintkewich. — Cicatrisation de la plaie abdominale à la suite de
laparotomies, *Saint-Pétersbourg*, 1898.

Morris (K.-T.). — Post-operative ventral hernia. *Ann. med. Quart*,
1900. I. p. 212.

Olivier. — Contribution à l'étude des éventrations. *Th. de Paris*,
1878.

Overthun. — Hernia ventralis nach laparotomie. Bonn, 1894.

Péan. — Congrès de Genève, 1896. *La Gynécologie*, 1897, p. 219.

Pozzi. — *Bull. de la Soc., chir.*, 1887., p. 576.

— De la suture abdom. Congrès de chir., 1888 et *Bull. de la
Soc. de chir.*; 1888.

— *Bull. de la Soc. de chir.* Congrès de chir., 1891. Comptes
rendus, p. 211.

— *Bull. de la Soc. de chir. Sem. gynéc.*, 1898. p. 261.

— *Bull. de la Soc. de chir.* février, 1897, p. 176.

Price. — L'Incision dans la laparotomie, suture complic. post. opér.
Med. News, 20 janvier 1894.

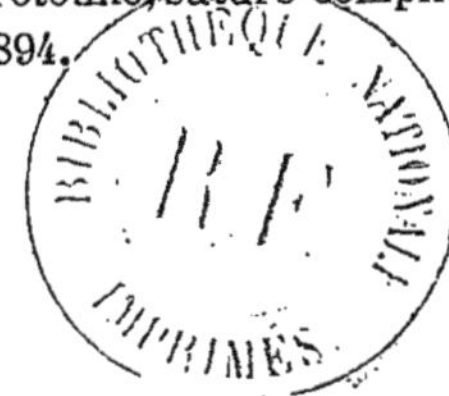